COMO HACER UNA DIETA LIBRE DE GLUTEN PARA PRINCIPIANTES

APRENDE TODO LO NECESARIO SOBRE LA ALIMENTACIÓN PARA CELIACOS, DESCUBRE LOS ALIMENTOS SIN GLUTEN

Jessy M. Brown

Índice

INTRODUCCIÓN

El hecho de que usted haya decidido leer este libro es una prueba de que el movimiento por la libertad del gluten está aumentando constantemente en popularidad. Gente de todo el mundo ha decidido que evitar el gluten no era sólo otra opción de dieta, sino que era absolutamente crucial para el bien de su salud. Esto no es sólo otra moda que perderá impulso antes de que usted tenga tiempo incluso de investigarlo y ciertamente no es otra loca dieta de choque. Este cambio ha sido considerado como una de las formas más prácticas para que muchas personas pierdan peso, se hagan cargo de su salud y empiecen a sentirse como ellos mismos de nuevo. Pero no se equivoque, esta dieta no es para todos.

Ceñirse a una dieta sin gluten le llevará por un camino que puede ser visto como forjado con la adversidad. ¡El problema es que el gluten está en todas partes! Tratar de eliminar un ingrediente que está incluido en una gama tan amplia de alimentos puede causar algunos problemas. El primer desafío será encontrar la fuerza de voluntad para dejar de comer bastante de la comida que te ha llegado a encantar. Esto es mucho más fácil decirlo que hacerlo cuando el sustituto "más sano" no es tan sabroso. El próximo desafío será aprender a obtener cantidades suficientes de los nutrientes que necesita para mantenerse saludable sin comprometer su decisión de evitar el gluten. Y por si fuera poco, la mayoría de los alimentos etiquetados "Sin Gluten" pueden ser más caros que sus contrapartes.

Sea lo que sea que decidas, recuerda siempre que tu cuerpo es tu hogar. Si no te tomas el tiempo para cuidarla, ¿dónde vivirás? Tomarse el tiempo para comer bien, descansar lo suficiente y hacer ejercicio siempre será lo mejor para usted. Desempeñarse eficientemente y al más alto nivel de su competencia sólo será posible si usted se cuida a sí mismo. Esto puede requerir un poco más de tiempo y un poco más de esfuerzo, pero sin duda valdrá la pena. Desafortunadamente, no existe una "talla única" cuando se trata de nuestra salud y bienestar. Tienes que ponerte a trabajar y evaluar tus propias necesidades. Nunca, nunca, nunca serás capaz de derramar de una taza vacía. Así que créeme, tómate un tiempo para averiguar lo que tu cuerpo necesita y no te arrepentirás.

A estas alturas, ya deberías estar preguntándote si todo este alboroto vale la pena. Y una vez más, le animo a que piense cuidadosamente si esta dieta es realmente adecuada para usted. Esta dieta puede no ser exactamente lo que usted necesita. Sin embargo, si lo es, los beneficios superarán con creces cualquier desafío que usted enfrente como resultado de esta decisión. Odio sonar dramático, pero cortar el Gluten de tu dieta puede incluso salvarte la vida. Para que pueda estar seguro de que esta dieta es la correcta para usted, por favor continúe leyendo y aprendiendo más sobre el Gluten y por qué evitarlo es tan importante. Esto puede muy bien terminar siendo una de las mejores decisiones que hayas tomado.

CAPÍTULO I
EL GLUTEN

En pocas palabras, el gluten es una de las proteínas que se encuentran en los granos de cereales como el trigo, el centeno y la cebada. El gluten se produce por la combinación de dos proteínas diferentes. Estas proteínas son la Gliadina y la Glutenina. La planta depende de su suministro de Gluten porque sirve como alimento para la planta durante su desarrollo. Cuando estos granos se muelen en harina, el Gluten es responsable de la elasticidad de las mezclas de masa. Es esta elasticidad la que da a nuestros alimentos una cierta "masticación". Las personas que sufren de intolerancia al gluten a menudo se les anima a evitar la avena también. Esto se debe a que la avena puede contaminarse fácilmente con alimentos que contienen gluten, ya que a menudo se procesa en fábricas que producen alimentos utilizando trigo y otros alimentos que contienen gluten. Algunos ejemplos de granos sin gluten son el mijo, el sorgo, el arroz integral, el trigo sarraceno, el arroz salvaje, la quinua y el maíz.

El trigo se utiliza a menudo para hacer los siguientes alimentos:

- ✓ Pan
- ✓ Pasta
- ✓ Productos para hornear
- ✓ Salsas
- ✓ Pasteles
- ✓ Sopas
- ✓ Aderezos para ensaladas
- ✓ Carne, aves y pescado rebozados

El centeno se utiliza para hacer alimentos como:

- ✓ Pan de centeno
- ✓ Cereales

- ✓ Cerveza
- ✓ *La cebada se utiliza a menudo para hacer:*
  - ✓ Cerveza
  - ✓ Colorante de alimentos
  - ✓ Leche de levadura
  - ✓ Leche de malta
  - ✓ Vinagre de malta
  - ✓ Sopas

Muchos de los alimentos que comemos también pueden contener alguna cantidad de Gluten como resultado de estar contaminados durante el proceso de fabricación. *Estos alimentos incluyen:*

- ✓ Fruta seca
- ✓ Caramelo
- ✓ Café saborizado
- ✓ Almidón de alimentos
- ✓ Papas fritas
- ✓ Queso procesado y carnes
- ✓ Caldo de verduras y carne
- ✓ Cubitos de caldo
- ✓ Suplementos dietéticos como multivitaminas

✓ Helado

Esta lista no es exhaustiva. El tiempo no me permitirá enumerar todos los alimentos que contienen o no contienen Gluten y aunque tuviera tiempo, lo encontraría bastante aburrido. La única manera eficaz de determinar si su alimento contiene gluten es leer cuidadosamente la etiqueta. Esto requerirá mucho de su tiempo para que usted pueda ser preciso. Este proceso exhaustivo puede no ser adecuado para todos. El siguiente capítulo le ayudará a determinar si nos estamos despidiendo demasiado de nada.

CAPÍTULO II
CUÍDADO: ¡GLUTEN!

Una encuesta reciente resaltó que cerca de un tercio de todos los estadounidenses están tratando activamente de eliminar el gluten de su dieta. Esto es un montón de gente cuando pensamos en el hecho de que hay más de 325.000.000 de personas en los Estados Unidos. Pero, ¿por qué hacen tanto alboroto? Tomémonos un tiempo para examinar algunas de las razones por las que muchas personas han decidido vivir sin gluten.

1. Enfermedad Celíaca

Los estudios han indicado que el número de individuos que actualmente sufren de la enfermedad celíaca está en aumento. Aunque no se han publicado cifras oficiales, se estima que más del 1% de la población mundial padece esta enfermedad. La enfermedad celíaca es especialmente común entre los ancianos. Peor aún es el hecho de que muchos casos de personas que sufren de esta enfermedad no han sido diagnosticados. De hecho, alrededor del 80% de las personas que padecen la enfermedad celíaca ni siquiera saben que la padecen.

Pero, ¿qué es exactamente la enfermedad celíaca? Como se ha destacado en el capítulo anterior, el gluten está compuesto por dos proteínas principales, la gliadina y la glutenina. Los individuos con enfermedad celíaca reaccionan negativamente al componente de Gliadina. La celiaquía se clasifica como una enfermedad autoinmune. Esto se debe a que el sistema inmunológico de estos individuos confundirá el Gluten con algo peligroso como algún tipo de Bacteria. Como resultado, sus cuerpos tratan de defenderse contra el Gluten y terminan atacándose a sí mismos en el proceso. Este ataque puede resultar en la degeneración de la pared intestinal y puede ser mortal si no se trata.

Otros síntomas de la enfermedad celíaca incluyen:

- Deficiencias nutricionales
- Anemia
- Fatiga crónica
- Vómitos
- Inflamación abdominal
- Dolor abdominal
- Diarrea
- Problemas digestivos
- Disminución del apetito
- Erupciones cutáneas con picor
- Irritabilidad
- Depresión
- Osteoporosis
- Esmalte dental dañado
- Dolor articular
- Reflujo ácido

2. Sensibilidad al gluten

Otros, que no padecen la enfermedad

celíaca, han optado por evitar el gluten o eliminarlo de su dieta porque padecen de Sensibilidad al gluten. Estos individuos pueden incluso haber obtenido un resultado negativo cuando hicieron un análisis de sangre para celíacos, pero simplemente no se sienten bien cuando consumen alimentos que contienen gluten. Incluso pueden sufrir de síntomas que son bastante similares a los de alguien con enfermedad celíaca. Padecer de Sensibilidad al Gluten significa que el individuo reacciona negativamente al Gluten a pesar de que su sistema inmunológico no está atacando sus cuerpos, como es el caso de la Enfermedad Celíaca. Los síntomas de la sensibilidad al gluten no suelen estar relacionados con el tracto gastrointestinal ni causar ningún daño a los intestinos. Por el contrario, estos individuos son más propensos a experimentar fatiga, dolor articular, dolor abdominal o incluso "niebla cerebral". Afortunadamente, la sensibilidad al gluten no es potencialmente mortal.

3. Intolerancia al gluten

La intolerancia al gluten tampoco es una amenaza para la vida. Sin embargo, causará bastante incomodidad. Los individuos con esta condición simplemente no pueden procesar o digerir los alimentos que contienen Gluten. Esto puede ser por una variedad de razones. Es posible que el cuerpo de esa persona simplemente sea incapaz de producir la enzima necesaria para digerir los alimentos que contienen gluten. Los síntomas de la intolerancia al gluten suelen estar relacionados con la digestión y pueden incluir gases, hinchazón, diarrea o náuseas. Sólo piense en el resultado de consumir productos lácteos cuando sea intolerante a la lactosa.

Ahora debería poder apreciar que vivir sin gluten es un asunto muy serio para algunas personas y que no es una decisión que se deba tomar a la ligera. Usted podrá apreciar la seriedad del asunto, especialmente si usted también sufre de estos síntomas. El Capítulo 3 de este libro destacará cómo determinar si usted tiene alguna de las condiciones serias relacionadas con el Gluten que se han mencionado.

CAPÍTULO III
DIAGNÓSTICOS DE ENFERMEDADES

El mayor problema con el diagnóstico de la enfermedad celíaca, la sensibilidad al gluten o la intolerancia al gluten es que los síntomas se parecen mucho a los que tendría si sufriera de otras enfermedades. Y debido a que el Gluten está incluido en una variedad tan amplia de alimentos, es fácil confundir estas dolencias con su cuerpo simplemente reaccionando negativamente a un tipo particular de alimento. Por eso nunca animaría a nadie a que intentara diagnosticarse a sí mismo. La enfermedad celíaca puede resultar mortal si no se trata y si no se toman las medidas adecuadas para aliviar sus efectos.

Aunque la Sensibilidad al Gluten y la Intolerancia no son condiciones que pongan en peligro la vida, ignorar los síntomas puede causar daño a su cuerpo a largo plazo. Deje las pruebas a los profesionales. Piensa en lo peligroso que sería si te diagnosticaras a ti mismo como intolerante al gluten cuando en realidad tienes la enfermedad celíaca. A pesar de que usted dejará el diagnóstico final a los profesionales, no estaría de más aprender más sobre el proceso.

Diagnóstico de la enfermedad celíaca

Con frecuencia, se utiliza un análisis de sangre para confirmar si los síntomas son el resultado de la enfermedad celíaca. Recuerde que la Enfermedad Celíaca resulta cuando su cuerpo confunde la proteína del Gluten conocida como Gliadina con una sustancia peligrosa y la ataca. Su sistema inmunológico está diseñado para producir una proteína conocida como anticuerpo con el fin de combatir cualquier organismo que su cuerpo sospeche que es peligroso. Este también es el caso cuando usted sufre de Enfermedad Celíaca. Su cuerpo producirá anticuerpos específicos para defenderse del gluten. Por lo tanto, se realizan análisis de sangre para comprobar si su cuerpo está produciendo los anticuerpos específicos para combatir el gluten. Los médicos a menudo hacen pruebas para detectar niveles altos del anticuerpo conocido como Inmunoglobulina A (IgA) antituberculosa transglutaminasa.

Diagnóstico de la sensibilidad al gluten o de la intolerancia al gluten

Una de las maneras más fáciles para que los médicos determinen si usted sufre de Sensibilidad al Gluten o Intolerancia al Gluten es pedirle que elimine el Gluten de su dieta por un período de aproximadamente 30 días. Si sus síntomas desaparecen o se vuelven menos significativos durante el tiempo que usted evita el Gluten, y estos síntomas reaparecen cuando usted reintroduce el Gluten en su dieta, entonces es obvio que su cuerpo está reaccionando negativamente al gluten. También se puede utilizar un análisis de sangre para determinar si usted sufre de cualquiera de estas afecciones.

Deficiencias del sistema médico

El gluten no era un gran problema hace diez años. Los médicos están mucho más preocupados por mejorar su técnica para diagnosticar el cáncer y las enfermedades de transmisión sexual. Se dedica mucho menos tiempo a investigar las respuestas negativas al consumo de gluten. Como resultado, incluso los médicos bien intencionados simplemente confunden los síntomas de la intolerancia a la celiaquía o al gluten con algo más. Las pruebas para detectar la celiaquía serán probablemente una de las últimas cosas que su médico le recomendará. Además, ha habido una notable cantidad de casos de médicos que no han diagnosticado los síntomas de sus pacientes. El Capítulo 4 de este libro le explicará cómo puede ayudar a su médico a diagnosticar con precisión sus síntomas.

CAPÍTULO IV
AYUDANDO A SU MÉDICO

Como se destacó en el capítulo anterior, su médico no es perfecto. No le estoy animando a desacreditar a ningún profesional médico que tenga una amplia formación y años de experiencia. Sin embargo, le animo a que les eche una mano. Aproximadamente del 10% al 15% de todos los diagnósticos son incorrectos. Y a pesar de los esfuerzos de nuestros médicos, esto también es cierto en los casos que implican una reacción negativa al gluten. Afortunadamente, hay mucho que usted puede hacer para ayudar a su médico a hacer el mejor diagnóstico.

Aquí están mis sugerencias:

Lleve un diario de alimentos A estas alturas, debería ser obvio que sus síntomas están relacionados con su dieta. Este es casi siempre el caso cuando sus síntomas están relacionados con su sistema gastrointestinal. Llevar un diario de alimentos requiere que usted lleve un registro de los alimentos que come y con qué frecuencia los come. En un esfuerzo por ser lo más preciso posible, también le animo a que registre la cantidad en la que consume estos alimentos. Este tipo de información le dará a su médico una idea clara del tipo de alimento que puede o no estar causando sus síntomas. Le animo a que lo haga durante unas dos semanas antes de su cita. Esto le ahorrará mucho tiempo porque la mayoría de los médicos recomiendan que lleve un diario preciso de los alimentos antes de que le hagan un diagnóstico.

Documente sus síntomas Su médico puede ser empático, pero ciertamente no puede sentir literalmente su dolor. No podrán hacer un diagnóstico preciso si no pueden aislar sus síntomas. Es por eso que usted necesita ayudarles a entender lo que usted está sintiendo. Documentar sus síntomas será un regalo invaluable para su médico porque le ayudará a descartar una serie de enfermedades no relacionadas en cuestión de minutos. Prepare una lista con todos sus síntomas y la frecuencia de su aparición. También sería bueno incluir si estos síntomas ocurren en un momento específico, como cuando usted realiza alguna forma de actividad física.

Sea lo más específico posible. Por ejemplo, no le diga a su médico que le duele el estómago. ¿Dónde te duele? ¿Es la parte baja del abdomen? ¿Es un dolor agudo? ¿Cuánto dura el dolor? ¿Cuándo fue la última vez que sentiste este dolor? Anticipe el tipo de preguntas que su médico necesitará hacer y documente las respuestas a las preguntas con la mayor precisión posible. Ofrecer este tipo de información le ahorrará a usted y a su médico mucho tiempo. A veces es cuando mencionamos un síntoma específico o una serie de síntomas que ayudan al médico a armar el rompecabezas de su enfermedad. ¿Y no es cierto que a veces nos olvidamos de mencionar algunos de nuestros síntomas a nuestros médicos? Esto le asegurará que dirá todo lo que necesita decir sin tener que pasar todo el día con su médico.

Informe a su médico sobre otras condiciones médicas

Si usted sufre de otras enfermedades, puede tener síntomas que pueden llevar a su médico a hacer un diagnóstico incorrecto. Dándole a él o ella, el entendimiento más claro de su estado médico actual es la mejor manera de ayudarle a hacer el mejor diagnóstico. También ayudará a su médico a no perder tiempo explorando tratamientos para una condición para la cual ya ha recibido medicamentos. También es una buena idea darle a su médico una lista de sus medicamentos actuales. Eso asegurará que su médico no le recete algo que reaccionará negativamente con su medicamento actual. Por lo tanto, es posible que su médico tenga que ajustar su medicación actual para tratar cualquier nueva afección que haya identificado. Su médico también puede necesitar recomendar algunos ajustes a su dieta si el gluten, de hecho, le está afectando negativamente. Necesitará tener una idea clara de cómo el ajuste de su dieta afectará la forma en que su cuerpo reacciona a su medicamento actual y hacer la mejor recomendación.

Informe a su médico de la historia clínica de su familia

El historial médico de su familia sirve como un mapa de su propio estado médico. Es muy probable que usted sufra de dolencias que son comunes entre sus familiares. Esto es especialmente cierto en el caso de tus padres, que son los que más influyen en tu salud. No tengas miedo de preguntarles. Nuestros parientes, especialmente los varones, pueden parecer fuertes a nuestros ojos, pero aprender acerca de sus enfermedades puede salvar las suyas.

Llegue a tiempo a su cita

Aunque esto no tiene nada que ver, creo que hay que decir que a menudo no somos demasiado considerados con el tiempo de nuestro médico. Presentarse tarde a una cita pondrá a su médico en una posición muy incómoda. Tendrán que forzarlo a esperar o infringir la hora de otro paciente. En cualquier caso, se trata de un acto muy desconsiderado y lo denuncio enérgicamente. Todos somos gente muy ocupada. Pero malgastar deliberadamente el tiempo de las personas responsables de salvar vidas es bastante reprobable. Si tiene que llegar tarde debido a una catástrofe inevitable, le recomiendo que llame al consultorio del doctor e informe lo antes posible. Esto les dará tiempo suficiente para reorganizar cuidadosamente su horario con el fin de acomodar a otros pacientes que puedan estar esperando. El doctor puede incluso utilizar este tiempo para tomar un descanso bien necesitado y ciertamente merecido.

Tenga paciencia La espera de un diagnóstico puede parecer una eternidad. Algunos incluso lo han descrito como la espera más larga de sus vidas. Los minutos, horas o incluso días que pueden pasar pueden ser agonizantes, pero por favor sea paciente. Molestar a su médico para que tome una decisión no le llevará a ninguna parte. Algunas cosas, como la cola de muestras de sangre esperando para ser analizadas en el laboratorio, simplemente están fuera del control de su médico. Permítales el tiempo y la tranquilidad necesarios para llegar a la conclusión más precisa.

Hasta ahora, hemos explorado qué es el Gluten, cómo afecta negativamente a algunos individuos e incluso cómo identificar si le está haciendo daño. A continuación, nos centraremos en los beneficios de seguir una dieta sin gluten.

CAPÍTULO V
LOS GRANDES
BENEFICIOS DE VIVIR
SIN GLUTEN

No hace falta decir que comer una dieta sin gluten será muy beneficioso para aquellos de nosotros que sufrimos de las enfermedades relacionadas con el gluten mencionadas en los capítulos anteriores. Para algunos, esto puede ser tan simple como evitar las protuberancias y el dolor de estómago o tan grave como salvar su vida. Cualquiera que sea el caso, los beneficios hablarán por sí mismos. Pero comer sin gluten va mucho más allá de ayudarnos a evitar cualquier síntoma que podamos tener cuando consumimos gluten. Examinemos estos beneficios desde una perspectiva diferente.

En primer lugar, cortar el Gluten de su dieta le obligará a prestar mucha atención a los alimentos que ha estado comiendo. Una vez que alguien decide evitar el Gluten a toda costa, tendrá que empezar a leer las etiquetas y hacer las preguntas pertinentes. Como se mencionó en el capítulo 1, es fácil identificar los alimentos que obviamente contienen gluten, como el pan, pero ¿cómo sabrá si sus frutos secos han sido espolvoreados con un ingrediente que contiene trigo para mejorar el sabor? ¿Cree usted que los dueños de restaurantes y asistentes de supermercados se pondrán de su lado cuando piensen que usted está a punto de comprar o consumir algo que contiene gluten? ¿Crees que quieren que dejes de comprar sus productos? ¡Por supuesto que no! Su vida misma está en peligro, así que debe tomar todas las precauciones necesarias.

Una vez que empiece a examinar las

etiquetas de los alimentos que comemos un poco más diligentemente, comenzará a ver lo terribles que son algunos de los ingredientes en nuestros alimentos. Algunos alimentos contienen conservantes dañinos, sabores artificiales y químicos que usted preferiría no consumir. Usted se sorprenderá al ver que el gluten no es el único enemigo en su comida. Estos aditivos nocivos son a menudo cancerígenos o pueden causar graves daños a nuestro organismo con el paso del tiempo. Estos sorprendentes descubrimientos le empujarán a buscar alternativas orgánicas y ahí radica otro beneficio de la dieta sin gluten.

La mejor opción para este tipo de dieta es evitar los alimentos demasiado procesados. La mayoría del pan y las pastas, por ejemplo, se hacen con trigo blanqueado y otras sustancias peligrosas. Muchas de las alternativas sin gluten serán hechas de otros granos enteros más sanos que han sido procesados lo suficiente para que los alimentos sean agradables, pero no demasiado para que conserven la mayor cantidad posible de nutrientes en los alimentos. Los alimentos excesivamente procesados también son conocidos por contener aceites no saludables. Por lo tanto, una dieta sin gluten, cuando se le da una cuidadosa reflexión, también le ayudará a evitar la multitud de enfermedades asociadas con comer demasiados carbohidratos y aceites sobreprocesados.

Muchos de los que han decidido seguir una dieta sin gluten se han encontrado comiendo muchas más frutas y verduras frescas de las que habrían consumido si no hubieran seguido esta dieta especial. Una dieta rica en una mezcla de alimentos naturales es siempre una que viene muy recomendada. Consumir más frutas y verduras le ayudará a fortalecer su sistema inmunológico y le dará una increíble cantidad de energía para enfrentar cada día. Consumir una dieta tan saludable también le ayudará a mantener un peso corporal saludable si también se toma el tiempo para hacer ejercicio regularmente y descansar lo suficiente.

Las personas que son nuevas en una dieta en particular, a menudo se quejan de que se enfrentan a la mayor tentación y a la mayor cantidad de desafíos cuando deciden salir a comer fuera. A menudo, el camarero está demasiado ocupado o desinformado para explicarle si su comida contiene gluten. Además, la contaminación cruzada es una posibilidad muy fuerte en estas situaciones y puede plantear un riesgo grave, especialmente para aquellos con enfermedad celíaca. Estos problemas se vuelven aún más problemáticos cuando se come en grupo. Usted no quiere sentirse como el extraño y ciertamente no quiere enojar al camarero que le servirá su comida. Como resultado de estos desafíos, muchos entusiastas del programa Gluten Free han tomado la decisión de comer menos fuera de casa. Comer en casa con más frecuencia les dará a estos individuos un control total sobre lo que comen. Ahora tiene la opción de hacer comidas deliciosas que no tendrán efectos secundarios molestos. No te estoy animando a ser antisocial, simplemente estoy explicando lo que ha funcionado para otros que están en nuestros zapatos. Además, comer comida casera será muy beneficioso.

Beneficios de comer en casa:

- ✓ Ahorra dinero
- ✓ Le permite controlar el tamaño de las porciones de sus alimentos
- ✓ Excelentes oportunidades para establecer lazos familiares mientras se preparan y consumen los alimentos.
- ✓ Puede estar seguro de que su comida se prepara en un ambiente estéril.

También hay algunas investigaciones innovadoras que se están llevando a cabo en la actualidad que ponen de manifiesto que existe una correlación entre el autismo y el consumo de alimentos sin gluten. Los estudios han demostrado que comer sin gluten ha aliviado los síntomas del autismo en algunos niños. Todavía hay muchas revisiones contradictorias sobre los hallazgos de investigaciones de esta naturaleza. Sin embargo, es bastante notable que muchos hospitales de niños han reportado una mejora en el comportamiento y las habilidades sociales de los niños con autismo que han sido cambiados a una dieta libre de gluten.

No tengo ninguna duda de que comer sin gluten es una gran idea si sufres de alguna enfermedad relacionada con el gluten. Con suerte, usted también estará convencido de que esta es una buena idea para usted también. Sin embargo, por favor, preste mucha atención a la advertencia en el siguiente capítulo de este libro porque, como con cualquier decisión, también hay desventajas en cortar el gluten de su dieta.

CAPÍTULO VI
PELIGROS DE COMER
LIBRE DE GLUTEN

Uno de los mayores problemas al embarcarse en el viaje de una dieta sin gluten es que muchos de los que se embarcan en este viaje simplemente no entienden en lo que se están metiendo. Ellos simplemente se zambullen de cabeza en esta decisión, pensando que es sólo otra moda de la dieta de pérdida de peso u otra opción de dieta saludable. Aunque los beneficios de esta dieta son obvios, usted necesita evaluar cuidadosamente si es adecuada para usted. Incluso si usted sufre de una enfermedad diagnosticada profesionalmente relacionada con el gluten, debe pensar cuidadosamente en sus próximos movimientos.

Dos de los peligros asociados con la no planificación cuidadosa de su régimen libre de gluten que a menudo se destacan son:

1. Perdida de nutrientes esenciales

2. Consumir alimentos no saludables sin gluten

Las personas que han decidido unirse al régimen libre de gluten por cualquier razón sin considerar cuidadosamente sus opciones, a menudo terminan perdiendo nutrientes clave. A pesar de todas las dolencias o aspiraciones médicas que pueda tener sobre su cuerpo ideal, la buena salud debe ser siempre nuestro principal objetivo. Es imposible mantenerse sano sin una dieta equilibrada. Se dice que una persona tiene una dieta equilibrada cuando se toma el tiempo para consumir la cantidad recomendada de los nutrientes esenciales que nuestro cuerpo necesita diariamente. Consumir demasiado o muy poco de cualquier nutriente no le servirá de ventaja a largo plazo, incluso si logra el objetivo de perder algo de peso en exceso.

El riesgo de terminar siendo deficiente en ciertos nutrientes se hace muy real para aquellos que siguen una dieta sin gluten porque han reducido significativamente sus opciones. El gluten está incluido en una variedad tan amplia de alimentos que eliminarlo de su dieta requerirá cambios drásticos. Muchos de los que se esfuerzan por evitar el Gluten son personas muy ocupadas y tienen muchas responsabilidades conflictivas. Este mundo acelerado exige mucho de nuestro tiempo y a menudo tenemos que sacrificar el sueño para hacer todo lo que tenemos que hacer. Comer una dieta equilibrada ya era muy difícil y ahora ha decidido complicar aún más su rutina decidiendo vivir sin gluten.

El resultado de esta combinación de tener demasiado que hacer y no muchas opciones resultará en una de tres cosas. El individuo puede terminar comiendo muchas comidas rápidas sin gluten. También pueden terminar simplemente comiendo las mismas cosas una y otra vez. También es posible que terminen renunciando por completo. Si usted se embarcó en este viaje porque sufre de enfermedad celíaca u otra enfermedad relacionada con el gluten, dejar de fumar no es una opción. Usted tiene que encontrar una manera de hacer que esta dieta funcione por el bien de su salud y a veces incluso de su propia vida.

Desafortunadamente, las otras opciones que mencioné tampoco eran tan buenas ideas. Comer las mismas cosas una y otra vez significará que usted está consumiendo los mismos nutrientes todo el tiempo. Este tipo de monotonía hará muy difícil seguir esta dieta porque simplemente no disfrutará comer lo mismo tan a menudo. Comer los mismos alimentos todo el tiempo puede que no suene tan mal, pero piense en los nutrientes que faltan en los alimentos que consume. A veces es ese único nutriente que falta en nuestra dieta lo que hace la diferencia en su salud. Por ejemplo, muchos de los sustitutos del pan sin gluten a menudo utilizan alternativas al trigo que contienen mucha menos fibra dietética. Los suplementos dietéticos podrían ayudar a aliviar los efectos de ese tipo de hábitos alimenticios, pero nunca es la opción más recomendada. Se necesitará una cierta cantidad de planificación de su parte para obtener la mezcla correcta de nutrientes.

Otro gran reto al que se enfrentan muchas personas al decidir vivir sin gluten es que se confunden sobre los tipos de alimentos que son realmente beneficiosos para su salud. Debido a que este movimiento está ganando impulso, los ejecutivos de marketing furtivos han estado etiquetando todo como libre de gluten. Incluso he visto etiquetas de "Sin

Gluten" en las botellas de agua. Has leído correctamente. ¡Están tratando de vender agua sin gluten! Por muy gracioso que eso pueda sonar, este es un problema serio. El envío de un mensaje tan engañoso sólo puede perjudicar a los consumidores.

Para empeorar las cosas, muchos de los alimentos que se venden sin gluten son realmente muy malos para la salud. Con el fin de hacer estos alimentos más sabrosos, los productores a menudo incluyen una gran cantidad de grasa o azúcar. Muchos de estos alimentos sin gluten a menudo están sobreprocesados también. Por eso no puedo dejar de insistir en la importancia de que lean las etiquetas de todo lo que comen. Verifique el contenido calórico, graso y azucarado de cada artículo. No cometa el error de asumir que estos artículos son buenos para su salud simplemente porque están etiquetados como 'Sin Gluten'. Como se ha destacado en un capítulo anterior, usted tiene que velar por sus propios intereses. Estos proveedores furtivos a menudo no tienen en cuenta sus mejores intereses.

Esta información no está diseñada de ninguna manera para asustarte. Pero su salud es un asunto muy serio. Si no tienes cuidado, tu vida podría estar en juego. Nunca se puede ser demasiado cuidadoso con lo que se pone en el cuerpo. Tome la máxima precaución con cualquier cosa que tenga la intención de comer, sin importar cuán nutritiva parezca ser. Tómese el tiempo para investigar sobre cualquier cosa nueva o que pueda parecer cuestionable. En caso de duda, siga las alternativas naturales. Nunca se puede equivocar con frutas frescas, provisiones de tierra y vegetales. Pero puede ser muy difícil descubrir cómo disfrutar de comer alimentos naturales. Es por eso que el capítulo final le proporcionará algunas recetas sencillas para ayudarle a empezar.

CAPÍTULO VII
¿CÓMO DISFRUTAR COMIENDO SIN GLUTEN?

Consumir una dieta sin gluten no tiene por qué ser aburrido. Como se ha destacado anteriormente, seguir cualquier dieta se volverá más engorroso si te obligas a comer las mismas cosas una y otra vez. Esto no lo motivará a seguir con su dieta. Y en el momento en que veas algo que se parezca un poco a un desafío, te darás por vencido.

Desafortunadamente, dejar de fumar no es una opción si usted tiene enfermedad celíaca, sensibilidad al gluten o intolerancia al gluten. Su salud y su vida están en peligro y usted necesita seguir adelante.

Aquí están mis sugerencias para mantenerte motivado para seguir esta dieta:

1. ¡Mézclalo todo! Este es el paso número uno para disfrutar de su viaje sin gluten. No tengas miedo de probar cosas nuevas. Si tiene dudas, lea la etiqueta o investigue en línea. Una vez que esté seguro de que no contiene Gluten, ¡comience a comer! Inclúyalo en las comidas que ya disfruta. Mezclarlo también requerirá que pruebe nuevas recetas. Sus comidas deben ser como una obra de arte. Esto no significa que tengan que ser elaborados, simplemente tienen que ser atractivos a los ojos. Incorpore una variedad de colores, sabores y texturas diferentes. No se alarme si falla unas cuantas veces antes de hacerlo bien. Todo esto es parte de la aventura.

2. No corte los carbohidratos! Esto

puede parecer un paso lógico para incluir en cualquier dieta. Sin embargo, es cuando se comete el error de suponer que comer sin gluten es como cualquier otra dieta. Recuerde siempre que su objetivo es simplemente evitar los alimentos con gluten. Los carbohidratos no son el enemigo. Una vez que haya hecho su investigación para determinar que el alimento es seguro, excave y arrójelo.

3. Trátese más allá de mi sugerencia de que usted `compre', también recomiendo encarecidamente que se trate a sí mismo y se coma a sí mismo de vez en cuando. Esta es otra manera de evitar hacer que esta dieta se sienta aburrida o onerosa. Las golosinas sin gluten son muy fáciles de encontrar y son igual de agradables. Ahora que sus opciones son un poco más limitadas, es posible que también desee considerar varias frutas y nueces como una delicia. Las frutas secas y las golosinas de yogur, por ejemplo, son simplemente divinas y hay muchas más opciones para elegir. Usted podría incluso incluir opciones como estas como bocadillos regulares entre comidas.

4. No te mueras de hambre! Esta nueva dieta no requerirá que coma menos calorías al día. Por favor, no te mueras de hambre. Puede que incluso te encuentres consumiendo un poco más. Algunas alternativas sin gluten, especialmente aquellas hechas de ingredientes naturales, a menudo contienen muchas menos calorías a las que estamos acostumbrados. El resultado es que necesitaremos comer un poco más de este tipo de alimentos para sentirnos satisfechos. Una vez más, no hay que avergonzarse de que una vez que se ha hecho la investigación necesaria para determinar que este alimento es seguro.

5. ¡No seas tímido! No hay necesidad de ser tímido a la hora de comer sin gluten. Hable y dígale a sus amigos, familiares e incluso al camarero que le sirve que usted ha elegido esta dieta y explique la seriedad de su decisión. Una vez que entiendan la gravedad de la situación, ellos también se volverán muy vigilantes y le ayudarán a monitorear los alimentos que usted come también. Te cubrirán la espalda y te servirán como un par de ojos extra. Recuerda, dos cabezas son mejores que una. Y créeme, siempre es mejor decir la verdad que tratar de ocultar tu enfermedad o tu decisión. Usted parecerá bastante extraño cuando comience a evitar los alimentos que una vez amó. Sus amigos podrían incluso preocuparse un poco y asumir que usted es una de esas dietas de choque peligrosas. Explicar con calma la lógica detrás de su elección ganará su confianza y apoyo.

Lo que debe aprender de este capítulo es que vivir sin gluten puede ser divertido y emocionante. Piense en ello como un nuevo y desafiante viaje de la comida. Usted se atreverá a salir de su zona de confort y a explorar un territorio desconocido. Algunos incluso han descrito la dieta como una forma de sentirse más en control de sus vidas y están emocionados por haber desarrollado una autodisciplina tan asombrosa. ¿Por qué debería ser diferente? Desarrollar la disciplina necesaria para eliminar el gluten de su dieta puede darle la fuerza interior necesaria para hacerse cargo de su vida de otras maneras también. Cualquiera que sea el caso, disfruta del viaje. El siguiente capítulo le ayudará a aprender un poco más sobre los alimentos que puede comer.

CAPÍTULO VIII
¿QUÉ PUEDES COMER?

No cometa el error de asumir que una vez que cambie a una dieta libre de gluten su vida ha terminado. Incluso si eres un amante de la comida, puedes disfrutar de una amplia variedad de deliciosas y, por supuesto, nutritivas comidas también. Todo lo que tienes que hacer es cambiar tu perspectiva. En lugar de mirar a su alrededor e imaginar los obstáculos, mire todas las nuevas posibilidades. Esta es una oportunidad para que aprendas a ser más selectivo y creativo con tu comida. En primer lugar, eche un vistazo a todas las cosas que puede comer con total seguridad de que no contienen gluten:

✓ Frijoles no procesados

- ✓ Semillas no procesadas (por ejemplo, semillas de chía, lino y calabaza)
- ✓ Verduras
- ✓ Nueces crudas
- ✓ Huevos
- ✓ La mayoría de los productos lácteos
- ✓ Carne
- ✓ Pescado
- ✓ Aves de corral
- ✓ Frutas
- ✓ Harinas sin gluten (pueden ser de papa, frijoles, arroz, soya o maíz).
- ✓ Maíz dominicano
- ✓ Quinua
- ✓ Tapioca
- ✓ Mijo
- ✓ Patatas
- ✓ Aceite de oliva
- ✓ Aceite de coco
- ✓ Ghee
- ✓ Sorgo
- ✓ Arroz con leche

- ✓ Soja
- ✓ Teff
- ✓ Sidra
- ✓ Vino
- ✓ Jerez
- ✓ Puerto
- ✓ Alternativas a los productos de pan:
  - ✓ Pan de chía de mijo
  - ✓ Pan de Arroz Integral
  - ✓ Pan de arroz rojo de Bután
  - ✓ Pan de chapata Alternativas a la pasta:
  - ✓ Pasta de Quinua
  - ✓ Espaguetis de maíz
  - ✓ Espaguetis al Riso
  - ✓ Harina de arroz penne

A pesar de que estos alimentos son naturalmente libres de gluten, usted todavía necesita ser cauteloso. Esto es especialmente cierto si no ha preparado la comida usted mismo. Usted todavía necesita prestar atención a la cantidad de calorías que consume y a la cantidad de azúcar y grasa que está comiendo. Por favor, recuerde que no todo lo que está etiquetado como libre de gluten es realmente bueno para usted. Evite cualquier carne, pescado o ave que haya sido marinada, cubierta, empanada o rebozada. Nunca se puede estar seguro de lo que incluyeron en esa mezcla. También sería una buena idea evitar las legumbres y nueces que han sido procesadas o leer cuidadosamente las etiquetas antes de consumirlas. Nunca se puede estar seguro de lo que se usó para realzar el sabor.

Afortunadamente, comer fuera de casa sigue siendo una opción. Debido a toda la atención que está recibiendo la dieta sin gluten, varios restaurantes sin gluten han estado apareciendo. Haz una búsqueda rápida en Google para intentar identificar si hay alguno en tu comunidad o cerca de ella. Usted podría incluso considerar comenzar un negocio por su cuenta también. Las cenas sin gluten o incluso los grupos de apoyo sin gluten atraerán a la gente a su establecimiento.

Su dieta sin gluten afectará cada área de su vida. Por favor, trate de recordar que algunos medicamentos también contienen gluten. Si está visitando a un nuevo médico, asegúrese de explicarle que ha eliminado el gluten de su dieta y las razones para hacerlo. También es obvio que tendrá que leer las etiquetas de los medicamentos de venta libre con mucho cuidado.

CAPÍTULO IX
ALGUNAS PREPARACIONES DE COMIDA

Comience con un simple plan de comidas de 7 días. No hay necesidad de tratar de resolverlo todo a la vez. Tienes tiempo. Piense en los alimentos que ya disfruta, identifique todas las posibles fuentes de gluten y trate de eliminarlas. Empieza simple y luego progresa a partir de ahí.

Que tal esto:

Lunes

✓ **Desayuno:** Patatas fritas y huevos revueltos

✓ **Almuerzo:** Ensalada cremosa de patatas con anacardos

✓ **Cena:** Bistec de berenjena al ajo y jengibre y trozos de batata

Martes

✓ **Desayuno:** Plátano y nuez Panqueques sin gluten con cobertura de bayas mezcladas y jarabe de agave

✓ **Almuerzo:** Hamburguesa sin gluten con tocino

✓ **Cena:** Albóndigas y guiso de habichuelas de mantequilla

Miércoles

✓ **Desayuno:** Batido de bayas para el desayuno con frutas de su elección

✓ **Almuerzo:** Ensalada BLT picada

✓ **Cena:** Pastel de pollo sin gluten

Jueves

- ✓ **Desayuno:** Hachís de desayuno con batatas, jamón y huevos
- ✓ **Almuerzo:** Hamburguesa de quinoa sin gluten
- ✓ **Cena:** Salmón a la parrilla con arroz de cilantro

Viernes

- ✓ **Desayuno:** Tazón de Acai con cubierta de bayas de banana
- ✓ **Almuerzo:** Tacos de pescado sin gluten con aguacate y queso mexicano
- ✓ **Cena:** Pollo y bolitas de masa sin gluten

Sábado

- ✓ **Desayuno:** Frittata de patata y brócoli
- ✓ **Almuerzo:** Chili de pollo con queso
- ✓ **Cena:** Pollo al ajo con fideos de arroz

Domingo

✓ **Desayuno:** Patatas asadas con atún y cebollas caramelizadas

✓ **Almuerzo:** Hamburguesa de pavo hecha con panecillos de calabacín

✓ **Cena:** Tazón para burritos de camarones

Todo lo que acabo de enumerar en Libre de Gluten. Estas recetas incluyen cosas que ya hacemos en casa. Todo lo que necesitas hacer es tomarte un tiempo para investigar las alternativas sin gluten al pan y las pastas a las que estamos acostumbrados. Una vez más, la clave es mantener la diversión y seguir adelante. Consumir una dieta sin gluten no tiene por qué ser complicado. La mejor parte es que hacer una comida sin gluten no siempre tiene que consumir mucho de su valioso tiempo. Todo lo que necesita hacer es planear con anticipación y obtener un poco de la preparación hecha con anticipación. Las verduras se pueden cortar y refrigerar durante la semana. Incluso puede reservar su día libre para preparar la comida y simplemente recalentarla a medida que avanza la semana. No hay necesidad de interrumpir su rutina. ¡Encuentre lo que funciona para usted y apéguese a ello!

CONCLUSIÓN

Mi intención era darle la visión más realista de la dieta sin gluten. Con suerte, usted debe ser capaz de determinar si la dieta sin gluten es adecuada para usted o no. Lo que espero que hayas sacado de este libro es que si no tienes una enfermedad diagnosticada relacionada con el gluten, esta puede no ser la mejor dieta para ti. Si está tratando de perder peso, hay muchas otras alternativas que incluyen reducir su consumo de calorías y hacer más ejercicio. Pero si decide continuar en este viaje, por favor recuerde ser cauteloso.

Si usted sufre de enfermedad celíaca, intolerancia al gluten o sensibilidad al gluten, espero que mis sugerencias le hayan sido útiles. Aunque los beneficios de esta dieta son obvios, sé que usted enfrenta muchos desafíos. Pero no hay vergüenza en pedir ayuda. Involucre a su familia y amigos. El apoyo de sus seres queridos le dará la energía que necesitará para seguir adelante. Usted podría incluso unirse a un grupo de apoyo. Aunque es bueno tener a sus seres queridos animándole, sería aún mejor buscar a personas que entiendan por lo que usted está pasando. Podrían reunirse en persona o incluso en medios sociales y compartir recetas y experiencias.

Ya sea que tengas o no enfermedad celíaca, tienes que seguir adelante. Su salud es un asunto muy serio y no debe tomar estas enfermedades a la ligera. No quiero asustarte, pero algunos de los síntomas asociados con estas enfermedades pueden ser fatales. Recuerde que el primer paso para la recuperación es que un profesional médico examine sus síntomas. Siempre es mejor saber qué tan seria es su condición. Hay algunas situaciones en las que simplemente ajustar su dieta no será suficiente. Es posible que también necesite otros medicamentos. Tome muy en serio las recomendaciones del capítulo 4 porque estas sugerencias podrían marcar la diferencia en cuanto a si su médico hace el diagnóstico correcto o no.

En conclusión, por favor, no se avergüence nunca por su diagnóstico. Por favor, no se deje engañar por toda la basura que estas personas deshonestas han etiquetado como libre de gluten. Y finalmente, por favor, disfruta de este nuevo viaje sin importar los desafíos que se te presenten.

Recuerde que la teoría sin la práctica no le servirá de nada, lleve a la acción todo lo que aprenda.

Le deseo lo mejor en sus resultados.

¡Un fuerte abrazo, su amiga, Jessy!

Por cierto, le recomiendo mucho, si desea aprender mucho más acerca de como mejorar su salud, mi libro, sobre "ALIMENTOS ESENCIALES BÁSICOS PARA UNA BUENA ALIMENTACIÓN", es un libro que estoy segura de que le ayudara mucho en su camino del "de la buena alimentación".

Sin más dilación, puede encontrarlo en el buscador de Amazon, por su título o buscando mi nombre, como: "Jessy M. Brown". Una vez más, ¡le deseo éxito en sus resultados!